Travail du service de M. le Docteur FOURNIER

(Hôpital Cochin)

Traitement de la Syphilis
=== par le Bismuth ===

PAR

Le Docteur Louis DÉMELIN

PARIS

IMPRIMEUR-ÉDITEUR J. VANDERPERRE

90, RUE ROCHECHOUART, 90

1922

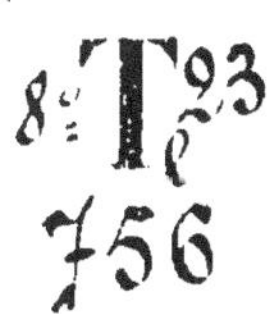

Travail du service de M. le Docteur FOURNIER

(Hopital Cochin)

Traitement de la Syphilis
== par le Bismuth ==

PAR

Le Docteur Louis DÉMELIN

PARIS

Imprimeur-Éditeur J. VANDERPERRE

90, RUE ROCHECHOUART, 90

1922

Président de thèse :

Monsieur le Professeur CARNOT
Professeur de Thérapeutique
Médecin de l'Hôpital Beaujon
Officier de la Légion d'Honneur

Traitement de la Syphilis
par le Bismuth

Docteur Louis DÉMELIN
Né le 4 Juillet 1891 à Saint-Quentin (Aisne)
Pharmacien de 1ʳᵉ Classe
Ancien Interne en Pharmacie des Hôpitaux
Chevalier de la Légion d'Honneur

Université de Paris — Faculté de Médecine

LE DOYEN : M. ROGER.

PROFESSEUR : MM.

Anatomie	NICOLAS
Anatomie médico-chirurgicale.	CUNÉO
Physiologie	Ch. RICHET
Physique médicale	André BROCA.
Chimie organique et chimie générale	DESGREZ.
Bactériologie	BEZANÇON
Parasitologie et histoire naturelle médicale	BRUMPT.
Pathologie et thérapeutique générale	Marcel LABBÉ.
Pathologie médicale	RENON.
Pathologie chirurgicale.	LECÈNE
Anatomie pathologique	LETULLE.
Histologie	PRENANT.
Pharmacologie et matière médicale	POUCHET.
Thérapeutique.	CARNOT.
Hygiène.	BERNARD.
Médecine légale	BALTHAZARD.
Histoire de la médecine et de la chirurgie.	MÉNÉTRIER.
Pathologie expérimentale et comparée.	ROGER.
Clinique médicale	ACHARD. WIDAL. GILBERT. CHAUFFARD.
Hygiène et clinique de la première enfance	MARFAN.
Clinique des maladies des enfants	NOBÉCOURT.
Clinique des maladies mentales et des maladies de l'encéphale	DUPRÉ.
Clinique des maladies cutanées et syphilitiques	JEANSELME.
Clinique des maladies du système nerveux	P. MARIE.
Clinique des maladies contagieuses	TEISSIER.
Clinique chirurgicale	DELBERT. LEJARS. HARTMANN. GOSSET.
Clinique ophtalmologique	De LAPERSONNE
Clinique des maladies des voies urinaires	LEGUEU.
Clinique d'accouchements	BAR. COUVELAIRE. BRINDEAU.
Clinique gynécologique.	J.-L. FAURE.
Clinique chirurgicale infantile	BROCA Auguste.
Clinique thérapeutique	VAQUEZ.
Clinique oto-rhino-laringologique	SEBILEAU.
Clinique thérapeutique.	DUVAL.

AGRÉGÉS EN EXERCICE :

MM.	MM.	MM.	MM.
ABRAMI	DUVOIR	LARDENNOIS	RATHERY
ALGLAVE	FIESSINGER	LE LORIER	RETTERER
BASSET	GARNIER	LEMIERRE	RIBIERRE
BAUDOUIN	GOUGEROT	LEQUEUX	RICHAUD
BLANCHETIÈRE	GRÉGOIRE	LEREBOULLET	ROUSSY
BRANCA	GUÉNIOT	LERI	ROUVIÈRE
CAMUS	GUILLAIN	LÉVY-SOLAL	SCHWARTZ
CHAMPY	GUILLEMINOT	MATHIEU	TANON
CHEVASSU	HEITZ-BOYER	METZGER	TERRIEN
CHIRAY	JOYEUX	MOCQUOT	TIFFENEAU
CLERC	LABBÉ Henri	MULON	VILLARET
DEBRÉ	LAIGNEL-LAVASTINE	OKINCZYC	
DESMARETS	LANGLOIS	PHILIBERT	

A Monsieur le Professeur CARNOT.

Professeur de Thérapeutique
Médecin de l'Hôpital Beaujon

**qui a bien voulu nous faire l'honneur
de présider à notre thèse**

A Monsieur le Docteur L. FOURNIER

Médecin de l'Hôpital Cochin

**hommage de notre très respectueuse
et profonde gratitude**

A mes Maîtres des Hôpitaux :

MM.

Le Docteur BELIN (in memoriam),

Le Professeur MAUCLAIRE,

Le Professeur LANDOUZY (in memoriam),

Le Professeur Marcel LABBÉ,

Le Professeur COUVELAIRE,

hommage de notre vive reconnaissance
pour leur dévoué enseignement.

à MM.

Le Docteur GUINOCHET,
Pharmacien honoraire des Hôpitaux.

H. COUSIN,
Pharmacien de l'Hôpital Cochin.

hommage de reconnaissance
et de respectueux attachement

LE TRAITEMENT DE LA SYPHILIS PAR LE BISMUTH

INTRODUCTION

Jusqu'à ce jour, les sels de bismuth ont été surtout employés, à l'intérieur, pour le traitement et le diagnostic des affections du tube digestif, à l'extérieur, pour le pansement des plaies traumatiques ou post-opératoires (Kocher), dans certaines affections cutanées et pour le traitement des trajets fistuleux. L'usage des composés du bismuth comme antisyphilitiques a été très restreint. Le protoiodure de bismuth est le seul corps dont nous ayons trouvé mention; il était employé dans les cas d'affections syphilitiques secondaires par Massucci et le professeur Reynold. En 1889 Balzer rendit compte, à la Société de Biologie, d'une série d'expériences sur la toxicité du bismuth, qui avaient pour but : l'étude des phénomènes locaux et généraux des préparations de bismuth avant l'emploi dans le traitement de certaines maladies et notamment de la syphilis. Les conclusions de cet auteur engagent à une grande prudence pour l'emploi des sels de bismuth, en raison des accidents observés, et à partir de ce moment, la littérature médicale reste muette sur l'emploi du bismuth dans la syphilis.

En 1914, Sauton indiqua l'action antiseptique du bismuth vis-à-vis du bacille tuberculeux en culture, et, poursuivant ses recherches avec M. Robert, il montra, en 1916, que le bismuth possède une action préventive, et, jusqu'à un certain point, curative, vis-à-vis de la spirillose des poules. Ces auteurs ont annoncé également des résultats positifs, en ce qui concerne le traitement des trypanosomiases par le même corps, mais sans donner de plus amples détails. Pour confirmer ce dernier point, MM. Lavaditi et Sazerac ont entrepris de nouvelles recherches, mais ils ont eu, en outre, fait très important, l'idée d'appliquer le bismuth, au traitement de la syphilis. Les résultats démonstratifs qu'ils ont obtenu, chez le lapin, leur ont permis d'entreprendre des essais thérapeuthiques de la syphilis chez l'homme.

Leurs premières expériences donnèrent également des résultats très satisfaisants, mais il était nécessaire de faire une large application de ce nouveau traitement dans la syphilis humaine. Ces essais ont été faits dans le service de M. le Docteur Fournier à l'hôpital Cochin. Les résultats obtenus dans ces cinq derniers mois, confirment ceux publiés par MM. Levaditi et Sazerac, ils ont été trouvés assez probants pour en faire le sujet de ce travail.

Qu'il nous soit permis au préalable de remercier notre maître M. le Docteur Fournier d'avoir bien voulu nous indiquer le sujet de notre thèse, et de lui adresser l'expression de notre respectueuse reconnaissance pour l'affection qu'il nous a toujours témoignée. Notre gratitude va également à M. le Docteur Guénot, à MM. Levaditi et Sazerac qui nous ont toujours réservé le meilleur accueil.

CHAPITRE PREMIER

ACTION PHYSIOLOGIQUE DES SELS DE BISMUTH

Les sels solubles de bismuth sont des composés toxiques. Cette toxicité a été prouvée :

par Orfila, avec le nitrate neutre de bismuth,

par Rabuteau, avec le tartrate double de bismuth et de potassium.

par Stephanovitsch, Lubinski et Lebedeff et par Feder Meyer, avec le citrate de bismuth ammoniacal (liqueur de Schacht employée en Angleterre.)

par Luchsinger, Marli et Mory avec le citrate de bismuth et d'ammoniaque et le citrate de bismuth et de sodium,

par Steinfeld et Meyer, avec le tartrate de bismuth et de sodium,

par Balzer, avec le citrate de bismuth.

Les sels insolubles de bismuth, comme le sous-nitrate, sont considérés comme n'étant pas toxiques lorsqu'ils sont administrés par la voie buccale. C'est que la presque totalité du sel est expulsée par les gardes-robes et que dans les conditions ordinaires la quantité de bismuth qui peut être dissous est extrêmement faible. Il n'en est plus de même lorsqu'on se place de façon à ce que le composé de bismuth puisse être solubilisé. Ainsi c'est à l'action dissolvante, sur le bismuth, de certains acides organiques à fonction alcool, tel l'acide lactique, que l'on peut attribuer la production d'accidents d'intoxication, à la suite d'ingestion de sous-nitrate de bismuth (Gérard et Daunic 1897, Chassevant 1910.)

D'autre part Dalché et Villejean ont montré que ce même sous-nitrate, introduit dans l'organisme par injection sous-cutannée, peut contracter avec les matières protéiques, une combinaison soluble dans un excès d'albumine. De cette façon une absorbtion lente, mais continue, de bismuth, est capable de se produire, et l'on peut voir survenir des phénomènes d'intoxication, identiques à ceux que l'on détermine expérimentalement, chez les animaux, avec les sels solubles.

C'est au même phénomène que l'on peut rattacher la production des empoisonnements observés à la suite de l'emploi des composés insolubles de bismuth dans le pansement des plaies.

Nous n'insisterons pas sur l'action topique et absorbante des sels insolubles de bismuth administrés par voie digestive ; nous exposerons seulement les différentes manifestations de l'intoxication bismuthique, que celle-ci soit causée directement par des sels solubles, ou indirectement par des sels insolubles.

Avec des doses d'oxyde de bismuth de 25 à 35 milligrammes par kilo pour le lapin, de 14 à 20 milligrammes par kilo pour le chien, de 10 à 20 milligrammes par kilo pour le chat, injectées sous la peau, Steinfeld et Meyer constatent une action toxique surtout sur la moëlle et le bulbe. Cette intoxication se produit en deux phases.

Dans une première, on note une exagération du pouvoir excito-moteur, caractérisée par des convulsions périodiques, des vomissements et une respiration tumultueuse.

Dans une seconde phase, des phénomènes de paralysie apparaissent : paralysie motrice d'origine centrale, abaissement de la pression intravasculaire, ralentissement de la respiration et du pouls. Les ganglions moteurs du cœur sont frappés d'une paralysie plus ou moins nette.

Avec des doses élevées Dalché et Villejean ont obtenu des empoissonnements sub-aigus. Ainsi un chien reçoit en 14 jours 23,40 grammes de nitrate de bismuth en solution glycérinée, et meurt après avoir présenté avec une intensité plus marquée, les symptômes que l'on observe dans l'intoxication chronique.

Celle-ci a été réalisée par ces mêmes auteurs, par Balzer et par Gérard et Donnic.

Dans un cas, un chien de 15 kilos à recu sous la peau, quatre injections de 0,25 gramme et huit injections de 0,50 gramme, soit en tout 5 grammes de sous-nitrate de bismuth, chaque injection étant séparée de la précédente par une semaine d'intervalle.

Dans un autre cas, un chien de 15 kilos reçoit en sept mois et par fractions de 0,25 gramme à 0,50 gramme une dose totale de 12 grammes de sous-nitrate de bismuth.

Chez une chienne de 16 kilos, Balzer a déterminé des accidents semblables avec une dose totale de 0,42 gramme de bismuth injecté sous forme de citrate de bismuth ammoniacal.

De l'ensemble des travaux de ces auteurs, ont peut conclure que de tous les organes, le premier et le plus rigoureusement atteint est le tube digestif.

La stomatite se manifeste la première :

Soit par des plaques noirâtres, luisantes, apparaissant sur la muqueuse buccale et la face inférieure de la langue et par un liseré de même couleur qui se produit sur le rebord gingival.

Soit par des ulcérations s'entourant à la longue d'une aréole noirâtre.

Soit par une stomatite gangréneuse d'emblée.

La sécrétation de la salive est augmentée.

Puis apparaît une diarrhée dysentériforme avec selles sanguinolentes. A l'autopsie, l'estomac et l'intestin grêle présentent un aspect normal, mais à partir de la valvule iléo-cœcale le gros intestin montre une coloration noirâtre, de la psorentérie, des plaques ecchymotiques en certains endroits et quelque fois, on note des ulcérations au voisinage de l'anus.

L'intestin renferme une grande quantité de bile.

Le foie est gros, mais ne présente pas de modifications caractéristiques. C'est ainsi que, à la suite de l'examen histologique du foie d'un chien soumis pendant sept mois à l'action du bismuth, Dalché et Villejean ont pu dire : « Le microscope ne nous a montré dans le foie qu'une dilatation congestive du système porte surtout, atteignant il est vrai, quoique moins, les veines intralobulaires et les capillaires ; il en résultait une dissociation des travées, une déformation des cellules, mais en réalité, la cellule hépatique elle-même, dans sa structure intime, restait intacte et nous sommes loin des dégénérescences graisseuses ou autres signalées par quelques auteurs. » Cependant, plus tard, Gérard et Daunic notent un léger degré de stéatose du foie.

Du côté des reins, ces derniers auteurs ont signalé des altérations de l'épithélium « Les glomérules sont simplement congestionnés, sans lésion de la capsule de Bowmann. Les cellules épithéliales des tubes contournés sont altérées à des degrés différents; tantôt on observe de la tuméfaction trouble avec exsudation de boules colloïdes obstruant la lumière des tubes, tantôt la néphrite est plus avancée, les boules colloïdes ont été éliminées. Certaines de ces cellules portent la signature de leur déchéance, c'est-à-dire l'infiltration par la graisse. On ne note pas d'altération des vaisseaux du rein, ni de la prolifération du tissu conjonctif. »

Les altérations rénales se manifestent par la présence d'albumine dans les urines avec cylindrurie.

Pour le système nerveux, Dalché et Villejean, après Steinfeld, ont constaté des troubles de la motilité frappant un membre tout entier et non un groupe de muscles correspondant à un territoire déterminé. Ces troubles ne leur ont pas semblé comme étant dûs à l'évolution de névrites périphériques, mais à des modifications de la moëlle, soit que celles-ci tiennent à des altérations de l'axe gris, soit quelles soient en rapport avec des troubles du système vasculaire entraînant une perturbation de la physiologie de la moëlle.

Les réflexes pupillaires et tendineux sont conservés.

Les recherches au point de vue sensibilité ont été très difficiles et n'ont pas permis aux auteurs précédents de conclure dans le sens l'augmentation ou de la diminution. Luchsinger et Mory ont noté cependant une augmentation de la sensibilité. Steinfeld n'a pas obtenu de résultats constants.

Balzer a signalé l'apparition d'une opacité blanchâtre des deux cornées, en forme de triangle à base supérieure, et à l'autopsie il a trouvé des lésions inflammatoires des chambres antérieures avec exsudat floconneux mobile dans l'un des yeux. Le cristallin et le corps vitré étaient restés normaux.

En outre Balzer, du côté de l'appareil respiratoire, a noté de l'oppression et de la dyspnée.

Tous les auteurs signalent une perte assez rapide de l'appétit, ainsi qu'un amaigrissement plus ou moins notable.

En consultant les mémoires publiés sur l'intoxication par le bismuth, il est difficile de se faire une idée exacte des doses mortelles des différents sels de bismuth. Les nombres donnés ne correspondent pas. Cela tient vraisemblablement à ce que la plupart des expérimentateurs employaient des mélanges empiriques tels que la liqueur de de Schacht, qui leur donnaient d'ailleurs des mécomptes au point de vue asepsie des injections.

MM. Levaditi et Sazerac ont déterminé la toxicité des sels qu'ils employaient, chez le lapin, en partant des sels cristallisés purs dissous dans l'eau distillée. Nous exposerons plus loin les résultats de leurs expériences, mais dès maintenant nous pouvons dire que les doses qui se sont montrées actives dans le traitement de la syphilis chez l'homme n'entraînent pas les accidents observés par les expérimentateurs, chez les animaux, avec des doses plus élevées, toutes choses égales d'ailleurs, et qui semblent avoir fait abandonner, à priori, l'emploi des composés de bismuth par voie sous-cutannée.

CHAPITRE II

LOCALISATION DU BISMUTH DANS L'ORGANISME

Le bismuth se localise dans presque tous les tissus, surtout dans les épithéliums.

Depuis longtemps Orfila avait constaté la présence du bismuth dans le foie. A sa suite Bergeret et Mayençon, grâce à un nouveau procédé de recherche, ont trouvé également que le bismuth s'accumulait dans le foie et en outre dans les reins, le sang, le cerveau et la rate.

Lewald, à son tour, signale la présence du bismuth dans le lait, et Meyer retrouve le métal dans les lymphatiques.

Dalché et Villejean, après avoir déterminé l'intoxication chronique d'un chien, ont dosé le bismuth qui s'était accumulé dans les différents organes. Ils ont trouvé les chiffres suivants :

Foie	2 milligrammes d'oxyde pour 15 grammes d'organe
Glandes salivaires	6	—	—	—	—	—
Rein	6 1/3	—	—	—	—	—
Rate	9 1/2	—	—	—	—	—

Le foie fixe donc moins de bismuth que les glandes salivaires, par exemple, qui n'avaient pas encore été signalées comme organe fixateur de bismuth.

CHAPITRE III

VOIES D'ÉLIMINATION DU BISMUTH

Le bismuth, introduit dans l'économie par voie sous-cutannée, s'élimine assez rapidement par les reins, les glandes salivaires, la paroi intestinale, le foie, la peau, les glandes mammaires.

Dans leurs expériences, Steinfeld et Meyer observaient une élimination rapide du bismuth à travers les reins, puisque 10 à 15 heures après l'injection ils ne retrouvaient plus ce métal dans l'urine; cela tient sans doute, au peu de sensibilité de la méthode de recherche qu'ils employaient. Nous n'avons pas noté une élimination aussi accélérée du bismuth par voie rénale, et nous n'avons pu mettre le métal en évidence que dans l'urine émise 18 heures après une injection de 0 gr. 20 de citrate et 24 heures après injection d'une dose de composé bismuthique insoluble. Jusque là les différentes émissions ne contenaient pas de bismuth. Il est vrai que nous n'injections pas des doses aussi élevées que Steinfeld.

En outre, la durée de l'élimination nous est apparue plus prolongée, que ne l'avaient observé Steinfeld et Meyer. Balzer l'avait déjà signalé. Cet auteur, en effet, constatait encore la présense du busmuth dans l'urine 17 jours après la dernière injection de citrate chez un chien. Personnellement, chez un malade ayant reçu 1 gr. 50 de bismuthotartrate, nous avons retrouvé la présence du bismuth pendant 20 jours après la dernière injection, ce qui montre l'action prolongée du médicament lorsqu'on a cessé son administration.

Dans leur premier mémoire, Dalché et Villejean ont signalé la coloration noire que prend l'urine des animaux soumis aux injections de bismuth. Chez un certain nombre de nos malades, traités par des injections intramusculaires de composés bismuthiques, nous avons remarqué le même fait et nous avons pu constater que le dépôt noir, abandonné par l'urine est constitué par du sulfure de bismuth. Il est à noter, qu'à l'émission, l'urine présente une coloration normale ; elle ne devient noire qu'au bout d'un certain temps. Si l'on stérilise l'urine alors qu'elle possède encore sa couleur normale, on peut la conserver telle quelle, que l'on se place à l'abri de l'air, ou en présence d'oxygène, alors qu'un témoin, abandonné à lui-même se colore en noir. Ce fait nous conduit à émettre l'hypothèse que le bismuth s'éliminerait sous forme d'une combinaison (indoxylsulfate de bismuth, en partie, car ces urines renferment souvent des quantités notables d'indol) qui abandonnerait le métal à l'état de sulfure sous l'influence d'agents microbiens.

Dalinsky a observé la présence du bismuth dans la salive d'animaux soumis à des injections de composés bismuthiques. Notre collègue et ami Aubry a confirmé, chez nos malades traités par les mêmes injections, le fait signalé par cet auteur.

Le tube digestif est une voie importante, au point de vue de l'élimination du bismuth. C'est surtout au niveau du gros intestin, et à l'état de sulfure, que se fait l'excrétion, ce qui explique la coloration noire de cette partie du tube digestif, constatée par tous les auteurs.

Steinfeld et Meyer, ayant fait absorber des préparations sulfureuses à leurs animaux en expérience, ont trouvé que l'élimination du bismuth au niveau du tube digestif est considérablement accéléré. De ce fait on est en droit de conclure, au point de vue du traitement, qu'il y aurait intérêt à ajouter aux injections de bismuth, l'emploi d'eau sulfureuse ou de préparations sulfurées. Cette méthode est bien connue dans la cure de la syphilis par le mercure.

Voulant vérifier l'élimination du bismuth par la voie intestinale, nous avons recherché la présence de ce métal dans les matières fécales et nous avons obtenu un résultat positif. La bile il est vrai, comme nous l'indiquons plus loin, contient du bismuth, ce qui pourrait expliquer la présence de ce métal dans les fèces, mais la quantité de bismuth que nous y avons trouvée n'est pas suffisante pour expliquer l'intensité de la réaction que nous avons obtenue avec une faible proportion de gardes-robes.

Balzer, dans la bile qu'il retrouvait, à l'autopsie, en quantité abondante dans l'intestin des animaux soumis aux injections de citrate, a signalé la présence du bismuth. Grâce à la technique indiquée par M. le Professeur Carnot, nous avons prélevé de la bile dans le duodénum d'un malade traité par le tartrobismuthate, et nous avons pu y mettre le bismuth en évidence.

Nous avons également recherché la présence du bismuth dans la sueur. Nous avons injecté au préalable 0 gr. 010 de nitrate de pilocarpine pour obtenir une excrétion sudorale abondante; la sueur était recueillie sur de l'ouate placée dans les creux axillaires. En suivant la technique que nous indiquons plus loin, nous avons constaté la présence du bismuth dans le liquide sudoral.

Chez un malade atteint de méningite syphilitique, et a qui ont avait pratiqué 3 injections de 0 gr. 20 de bismuthothartrate, la ponction lombaire nous a fourni un liquide céphalo-rachidien qui renfermait du bismuth.

Le bismuth se trouvant ainsi éléminé par différents organes, nous devions le retrouver dans le sang. Bergeret et Mayençon avaient. signalé la présence du bismuth dans le sang des animaux morts intoxiqués par ce métal; nous l'avons recherché dans le sang circulant et l'expérience a nettement confirmé notre attente.

CHAPTIRE IV

Pour caractériser le bismuth nous avons eu recours à la réaction spécifique indiquée en 1888 par Léger, et qui avait été utilisée par Joly dans le travail de Balzer. Cette réaction consiste à précipiter le bismuth de ses solutions, à l'état d'iodo-bismuthate d'alcaloïde, poudre rouge insoluble dans l'eau. C'est en somme la réaction de Drangendorff renversée.

Léger donne comme réactif une solution de cinchonine et d'iodure de potassium dans l'eau distillée. La réaction est sensible au 1/500.000°. Dans son mémoire, Léger indique que l'on peut employer un alcaloïde différent de la cinchonine. Pour la commodité nous avons eu recours à la quinine ; notre collègue Aubry a pu constater à l'aide d'une solution tirée de bismuth, que la réaction ne perdait pas de sa sensibilité. Le réactif que nous avons employé a pour formule :

$$\text{Sulfate de quinine off.} \quad \ldots \ldots \quad 1 \text{ gr.}$$
$$\text{Iodure de potassium} \quad \ldots \ldots \quad 2 \text{ gr.}$$
$$\text{Eau distillée q s} \quad \ldots \ldots \ldots \quad 100^{cc}$$

Dissoudre le sulfate de quinine dans 50^{cc} d'eau distillée en s'aidant de quelques gouttes d'acide sulfurique. Ajouter la solution d'iodure effectuée séparément dans 50^{cc} d'eau distillée.

Nous conduisons la recherche de la façon suivante :

Le produit où l'on se propose de caractériser le bismuth est évaporé à sec, puis calciné à cendres blanches en s'aidant d'acide azotique. Le bismuth passe à l'état de nitrate, puis d'oxyde $Bi^2 O^3$ très stable à la chaleur.

Reprendre les cendres par quelques c.c. (5 à 8^{cc}) d'eau distillée légèrement acidulée par l'acide azotique. Porter à l'ébullition, filtrer et laisser refroidir. A 2^{cc} de réactif iodoquinique ajouter $1/2^{cc}$

de liquide clair. En présence de bismuth on obtient immédiatement un précipité rouge orangé d'iodo-bismuthate de quinine. Si la proportion de bismuth mis en œuvre est faible on observe seulement une coloration orangée, le précipité se rassemblant lentement, avec ses caractères, au fond du tube.

Les quantités de produit à utiliser ne sont pas élevées ; il nous a suffi de 50 cc d'urine 10 gr. de matières fécales, 10cc de sang, 10cc de bile, 10 cc de liquide céphalo-rachidien pour retrouver le bismuth à coup sûr.

La présence de fer est une cause d'erreur dont il faut se méfler. En effet avec le réactif iodo-quinique, les solutions étendues de sels de fer donnent un précipité jaune, qui demande un certain temps à se former, et qui devient rouge brique au bout de quelques minutes. Lorsqu'on opère sur de faibles quantités de bismuth ou de fer, une confusion est possible si l'on n'est pas habitué à distinguer les deux colorations. En tout cas la présence de fer peut masquer la réaction du bismuth et il ne faut retenir, comme positive, qu'une réaction où l'on a obtenu un précipité rouge orangé.

Notre attention a été attirée sur ce point, à la suite de plusieurs réactions qui ne ressemblaient pas à celles que nous étions habitué à observer avec le bismuth. Après vérification, nous avons constaté que l'acide azotique, soi-disant pur que nous employions au cours de ces réactions spéciales, contenait une quantité notable de fer. Nous nous sommes aperçu alors, que le fer, bien que cela ne soit pas signalé, était capable de donner un précipité jaune avec le réactif iodo-quinique, mais qu'il est facile de distinguer du précipité rouge orangé d'iodo-bismuthate de quinine, ce dernier ne changeant pas de coloration, tandis que dans le cas du fer, le précipité devient peu à peu rouge brique de jaune qu'il était à sa formation.

Aussi pour éviter toute confusion, y a-t-il lieu de vérifier la pureté de l'acide azotique et de ne pas employer de pince en fer au cours de la calcination,

CHAPITRE V

COMPOSÉS BISMUTHIQUES UTILISÉS

Les composés bismuthiques qui ont été employés sont :

1° — Le citrate de bismuth ammoniacal, composé blanc soluble à 5 0/0 dans l'eau distillée.

2° — Le tartrobismuthate de sodium et potassium. Ce corps était d'abord préparé par M. Sazerac ; sa fabrication a été confiée ensuite à la Maison Chenal et Douillet qui l'a gracieusement fourni au service de M. le Docteur Fournier, sous le nom de " Trépol ".

Suivant le procédé de préparation employée on obtient deux composés qui diffèrent entre eux par leur solubilité dans l'eau et par leur teneur en bismuth. Ce sont des émétiques, c'est-à-dire que l'oxyde de bismuth combiné à l'acide tartrique, joue le rôle d'un acide pour éthérifier une des deux fonctions acool secondaire de l'acide tartrique La formule chimique de l'émétique de bismuth vrai est :

$$CO^2\ Na - CH\ O\ H - CH\ (Bi\ O^2) - C\ O^2\ K.$$

C'est un corps blanc, cristallisé, soluble dans l'eau sans dissociation ce qui le différencie des sels véritables de bismuth. Il contient 50 0/0 de bismuth.

Le procédé de fabrication indiqué par M. Sazerac et utilisé par la Maison Chenal, donne un produit renfermant de 54 à 56 0/0 de bismuth, c'est-à-dire plus riche en bismuth actif que l'émétique vrai. Ce produit se présente sous forme d'une poudre blanche, insoluble dans l'eau, onctueuse au toucher, donnant avec l'huile des émulsions assez stables. Il est inaltérable, aussi son emploi, ne présente-t-il aucun danger d'intoxication, attribuable à une modification quelconque dans sa composition chimique, ce qui constitue un des principaux inconvénients des arsenicaux,

3° L'idobismuthate de quinine dont l'idée revient à M. Azoulay et qui a été préparé par M. Aubry. Ce corps se présente sous la forme d'une poudre rouge, insoluble dans l'eau, se mettant facilement en suspension dans l'huile. On le trouve dans le commerce sous le nom de Quiniobismuth.

4° — MM. Chenal et Douillet ont fabriqué un composé bismuthique iodé organique qui a donné d'excellents résultats, comme en font foi les observations publiées à la fin de ce travail. Ils poursuivent actuellement de nouvelles recherches sur ce corps.

Avant d'utiliser ces corps dans leurs essais thérapeutiques, MM. Levaditi et Sazerac en ont déterminé les doses toxiques chez le lapin, pour se fixer une idée sur l'ordre de grandeur approximatif des quantités de composés bismuthiques que l'on peut sans crainte injecter à l'homme. Voici les résultats de leurs expériences sur le lapin.

Toxicité du citrate de bismuth ammoniacal pour le lapin

1° — En injection sous-cutanée :

La dose de 0 gr. 050 par kilo, tue le lapin en 4 à 5 jours.

La dose de 0 gr. 020 par kilog est inoffensive pour le lapin.

2° — En injection intra-veineuse.

La dose de 0 gr. 020 par kilo, tue le lapin en 3 jours.

La dose de 0 gr. 010 par kilo, tue le lapin en 4 à 5 jours.

Toxicité du tartro-bismuthate de potassium et de sodium
pour le lapin

1° — En injection sous-cutanée.

La dose de 0 gr. 20 par kilo tue le lapin en 2 ou 3 jours.

La dose de 0 gr. 10 par kilo, fait maigrir notablement le lapin sans le tuer.

La dose de 0 gr. 050 par kilo est inoffensive pour le lapin.

2° — En injection intra-veineuse.

La dose de 0 gr. 020 par kilo tue le lapin en 4 ou 5 jours.

La dose de 0 gr. 010 par kilo tue le lapin en 5 ou 6 jours.

Nous voyons de suite que le citrate est beaucoup plus toxique que le tartro-bismuthate en injection sous-cutanée, la toxicité étant sensiblement la même en injection intra-veineuse. En outre les mêmes composés sont 4 à 5 fois plus toxiques par voie intra-veineuse que par voie sous-cutanée.

Le fait qu'il importe de signaler dès maintenant, c'est que les doses qui se sont montrées thérapeutiquement très actives, sont éloignées des doses toxiques. Avec les quantités de bismuth injectées il n'a pas été donné d'observer d'accidents vraiment importants d'intoxication et cependant la guérison des lésions était des plus nettes. Cet intervalle qui existe entre les doses thérapeutiques actives et les doses toxiques constitue un des avantages des composés bismuthiques, chose que l'on n'a pas avec les arsénicaux avec lesquels, pour avoir un effet, on côtoie la dose dangereuse.

CHAPITRE VI

La grande toxicité des sels de bismuth, injectés dans les veines, a fait écarter de suite la voie intra-veineuse pour l'administration de ces composés. On s'est arrêté à la voie intra-musculaire, les injections étant faites dans les muscles fessiers, en suivant très strictement toutes les règles usitées pour les injections huileuses, pour éviter en particulier de pousser l'injection dans une veine (aiguille première).

Les deux premiers composés bismuthiques, dont nous avons parlé, étant solubles dans l'eau, les premières injections ont été faites avec des solutions aqueuses qui se stérilisent facilement à l'autoclave.

Avec le bismuthotartrate les injections se sont montrées très douloureuses, aussi a-t-il fallu changer le véhicule. On s'est arrêté à une suspension huileuse à 10 0/0 stérilisée à 120°. Dans ces conditions les injections sont bien mieux tolérées, surtout par les malades qui peuvent rester étendus pendant un certain temps après la piqûre.

La dose à injecter en une fois est de 0 gr. 20 à 0 gr. 30. On renouvelle l'injection tous les deux jours dans le premier cas, tous les trois jours dans le second. Au bout de la sixième piqûre on utilise seulement des doses de 0 gr. 20 tous les cinq ou six jours, jusqu'à administration d'une dose totale de 2 gr. 50 à 3 gr. de produit actif. La durée du traitement est de trois semaines à un mois.

Avec le citrate, les injections de solutions aqueuses, sous-cutanées, sont douloureuses ; les injections intra-musculaires sont bien mieux supportées par la plupart des malades. On observe toutefois, dans quelques cas, soit avec les injections huileuses de tartro-bismuthate, soit avec les injections aqueuses de citrate, des réactions locales sur lesquelles nous reviendrons plus loin.

La dose de citrate à injecter en une fois est de 0 gr. 20 soit 5ᶜᶜ de la solution à 4 0/0 employée. On pratique également une injection tous les 2 ou 3 jours, jusqu'à administration d'une dose totale de 2 gr. 50 à 3 gr.

L'iodo-bismuthate de quinine et le bismuth-iodé s'emploient en suspension huileuse au 1/10 de la même façon et aux mêmes doses que le tartro-bismuthate.

Un mois après la cessation du traitement, on peut reprendre les injections bismuthiques et l'on s'arrête lorsque les contrôles clinique et sérologique indiquent suffisamment que l'évolution de la syphilis est enrayée.

Tous ces composés ont montré une action aussi favorable sur l'évolution de la syphilis, ainsi que nous l'exposons plus loin. Les dérivés iodés sont surtout indiqués dans les cas de syphilis tertiaire. — Il apparait donc que c'est bien au bismuth-métal qu'appartient la propriété tréponémicide et non à la constitution chimique des corps où il entre en combinaison. Le bismutho-tartrate ayant été le premier employé, on aurait pu croire que c'est la forme émétique qui est active ; l'expérience prouve qu'il n'en est rien et que seule la présence du bismuth est indispensable. Nous en verrions une preuve dans ce fait que des résultats excellents ont été obtenus avec du sous-nitrate de bismuth.

CHAPITRE VII

ACCIDENTS POUVANT ÊTRE OBSERVÉS A LA SUITE DES INJECTIONS

DE COMPOSÉS BISMUTIQUES

a) *Accidents locaux.*

Ainsi que nous l'avons dit plus haut, les injections intra-musculaires de tartro-bismuthate sont généralement bien supportées.

Certains malades, accusent toutefois, une douleur plus ou moins vive pendant un ou deux jours. On constate alors une tuméfaction profonde, ordinairement peu importante, et qui disparaît assez vite sous l'influence d'applications humides chaudes.

Parfois on observe, au lieu de l'injection, une tuméfaction super-ficielle, rouge et douloureuse, guérissant, elle aussi, très rapidement et ne s'abcédant pas. Il semble que cet accident local, soit dû au reflux du bismuth, de la partie profonde intra-musculaire, jusque dans le tissu cellulaire sous-cutané. La situation superficielle de la tuméfaction plaide dans ce sens ; et c'est, en effet, sur les malades ayant, tout de suite après la piqûre, marché assez longtemps, que l'on observe cet accident qui ne se produit jamais, chez ceux qui gardent, après l'in-jection, la position étendue pendant quelques heures. Nous n'avons jamais vu non plus se former d'abcès, et dans la suite nous n'avons pas noté la présence persistante de kystes, au niveau des anciennes piqûres.

b) *Stomatite.*

Ce qui a frappé l'attention, dès le début des essais thérapeutiques de la syphilis chez l'homme par les composés bismuthiques, c'est l'apparition, assez fréquente, d'une stomatite, survenant vers la quatrième ou la sixième injection le plus souvent, quelque fois d'une façon plus précoce.

Cette stomatite est toujours précédée d'une véritable imprégnation de la muqueuse buccale par le bismuth, imprégnation se traduisant très fréquemment par un liseré noir du rebord gingival, localisé à quelques dents, très prononcé surtout au niveau des dents carriées, parfois généralisé et festonnant régulièrement les arcades dentaires à à la façon du liseré de Burton du saturnisme.

Dans quelques cas, on voit apparaître sur la muqueuse génienne des plaques d'infiltration bismuthiques, noires, et parfois aussi toute la langue prend une teinte bleutée, plus prononcée sur le dos et sur les bords et sur laquelle, MM. Fournier et Guénot ont particulièrement attiré l'attention.

Cette imprégnation s'accompagne fréquemment d'une stomatite qui peut présenter plusieurs degrés.

On peut observer des "stomatites d'alarme", analogues à celles que le Professeur Fournier avait décrites dans la stomatite mercurielle: avec leur localisation : en arrière de la dernière grosse molaire inférieure, droite ou gauche, ou au niveau de la sertissure antérieure des incisives inférieures, ou sur la joue et la gencive d'un côté au niveau d'une dent carriée. Dans le cas du bismuth on note une simple tuméfaction et de la rongeur du rebord gingival avec production d'une languette noire localisée en arrière de la dernière molaire.

Dans une forme plus intense, les muqueuses gingivale, labiale et buccale prennent une coloration rouge vif et deviennent douloureuses. Les muqueuses linguale et génienne sont hyperhémiées, présentant quelques fois des ulcérations peu profondes pseudo-membraneuses.

Ces phénomènes restent malgré tout, peu intenses. La salivation est très faible, il n'y a pas de fétidité de l'haleine comparable à la fétidité de la stomatite mercurielle.

Les signes généraux sont discrets. On ne note pas d'élévation de température. Les urines sont normales en volume et caractères ; elles ne renferment pas d'albumine et le bismuth continue à s'éliminer par cette voie. La teneur du sang en urée ne dépasse pas 0 gr. 50 par litre de sérum. Il n'apparaît par conséquent, aucun signe d'altération de la fonction rénale.

La guérison est constante dans ces cas de stomatite déclarée après l'application de bismuth aux doses que nous avons indiquées.

Ce que nous venons de dire de la stomatite survenant dans le traitement par les composés bismuthiques, en montre déjà la différence avec stomatite mercurielle. Balzer, chez le chien, avait noté cette distinction dans son mémoire présenté en 1888 à la Société de Biologie, et insistait sur ce fait que la stomatite mercurielle apparaît tardivement, tandis que la stomatite bismuthique se manifeste d'une façon précoce. La première se produit quand s'est accumulée, dans l'organisme, une certaine quantité de mercure, et que le rein devient un filtre insuffisant à son élimination, tandis que la seconde traduit plutôt l'élimination active du bismuth par la salive, et l'imprégnation des muqueuses de la bouche par ce corps. Cette dernière se différencie, en outre, de la stomatite mercurielle par l'absence de salivation, de fétidité, par le fait que le sang et l'urine gardent leurs caractères normaux, par la terminaison favorable ; en somme par une bénignité bien plus grande.

La cause de production de la stomatite bismuthique réside dans les altérations des dents. A l'origine, on reconnaît toujours des dents carriées ou imprégnées de tartre. Lorsque la bouche est totalement dépourvue de dents, on n'observe pas de stomatite.

M. le Docteur Schwarz, chef de laboratoire du service, a pratiqué l'examen des espèces qui constituent la flore microbienne des stomatites bismuthiques qui ont été observées, et il a trouvé l'association fuso-spirillaire, souvent à l'état pur.

La stomatite étant une complication assez fréquente, surtout dans le milieu hospitalier où les malades se présentent très souvent avec une dentition défectueuse et des lésions qui nécessitent un traitement rapide et énergique, il y a lieu d'instituer un traitement prophylactique. Ce traitement consiste en lavages de la bouche et en des brossages des dents, renouvellés trois ou quatre fois par jour, avec de l'eau oxygénée au 1/10° ou avec une poudre à base de tartrobismuthate.

Si la stomatite est déclarée, on suspend le traitement pendant quelques jours et la guérison se produit facilement grâce à des lavages et des attouchements antiseptiques, en particulier avec l'application locale de sel bismuthique, de bleu de méthylène ou de composés arsénicaux.

c) *Appareil digestif.*

Aucun trouble de l'appareil digestif n'a été constaté au cours du traitement de la syphilis par le bismuth. Nous n'avons pas observé de diarrhée dysentériforme signalée par les auteurs comme un des signes de l'intoxication bismuthique.

Un cas d'ictère est apparu chez un tabétique, mais il s'agissait probablement d'un ictère catarrhal simple sans relation étiologique avec le traitement bismuthé.

d) *Fonction rénale.*

La Fonction rénale conserve ses caractères normaux. Cependant on a noté une polyurie atteignant 2 litres 1/2 à 3 litres, disparaissant au bout de quelque temps.

La teneur de l'urine en urée est normale, en rapport avec le régime suivi par les malades.

L'albuminurie a fait l'objet de recherches très suivies. Chez quelques malades rares du reste on a pu noter au cours du traitement, l'apparition de traces légères d'albumine dans les urines, traces n'ayant pas justifié l'interruption du traitement et qui disparaissaient d'ailleurs, spontanément en quelques jours.

Le sang conserve sa teneur normale en urée, même dans les cas de stomatite et lorsque l'urine renferme des traces d'albumine.

c) *Signes généraux.*

Quelques malades, le soir ou le lendemain d'une injection de bismuth, présentent une légère élévation de la température atteignant 38°, 38°,2, accompagnée d'une courbature peu marquée. En quelques heures cet incident est jugé, la température est redevenue normale et la courbature disparue.

Enfin dans certains cas de stomatite quelques malades ont présenté un léger amaigrissement qui semble plutôt en rapport avec la gène éprouvée pour l'alimentation.

La plupart des malades ont maintenu leur poids stationnaire ; quelques uns ont engraissé.

CHAPITRE VIII

a) *Action sur les Tréponèmes.*

Dans les lésions spécifiques où la présence de l'agent causal de la syphilis avait été vérifiée à l'ultra-microscope, avant le traitement, la disparition des tréponèmes a été notée, dans certains cas, au bout de 24 à 48 heures après la première injection de bismuth, le plus souvent le lendemain de la seconde piqûre, et cela aussi bien à la surface que dans la profondeur des lésions. Dans trois cas la recherche des tréponèmes a été effectuée dans des ganglions syphilitiques et la disparition constatée après le traitement par le bismuth.

Dans la syphilis expérimentale du lapin, traitée par les composés bismuthiques, la disparition des tréponèmes est toujours manifeste 24 heures après la première injection. Il est vrai que l'on emploie chez le lapin par kilo d'animal, des doses thérapeutiques plus élevées que chez l'homme.

b) *Action sur les lésions.*

Les composés bismuthiques ont une action rapide sur les lésions syphilitiques primaires et secondaires. Au bout de 5 à 6 jours l'évolution vers la guérison est manifeste.

Le chancre est en pleine voie de guérison, mais sa cicatrisation définitive est parfois un peu moins rapide, il est vrai, qu'avec le salvarsan ou le néo-salvarsan.

La roséole pâlit rapidemment. Cependant dans certains cas, on observe après la première injection, une exagération de la teinte rosée qui forme le fond de la lésion. Cette réaction d'Herxheimer disparaît très vite d'ailleurs, ainsi que dans les autres cas où elle se manifeste, dans les lésions érosives par exemple.

Les plaques muqueuses, suintantes, se dessèchent, leur saillie diminue très rapidement, et elles disparaissent d'une façon définitive en aussi peu de temps qu'avec les méthodes de traitement arsenical de la syphilis.

Les syphilides prennent la teinte brune qui précède leur guérison et ne laissent que de petites macules brunâtres, cicatrices de la lésion qui s'effacent peu à peu.

L'adénopathie primaire ou secondaire diminue rapidement, les ganglions deviennent de moins en moins perceptibles et dans certains cas disparaissent complètement. Cette action sur l'adénopathie est particulièrement nette, plus rapide que ce qu'on observe avec le salvarsan. Dans deux cas de chancre amygdalien, accompagnés d'une tuméfaction des ganglions du cou, atteignant la grosseur d'un œuf de pigeon à celle d'un œuf de poule, le traitement du bismuth a ramené le volume des ganglions à des dimensions presque normales, en quelques jours.

Les phénomènes généraux, céphalée, courbature, douleurs osseuses, s'atténuent d'une façon considérable, pour disparaître définitivement.

Nous avons observé un cas de méningite syphilitique où l'action du bismuth a été des plus manifeste. A son entrée dans le service de M. le Docteur Fournier, le malade présentait de la céphalée, de la raideur de la nuque; le signe de Kernig était positif; le liquide céphalo-rachidien contenait 400 éléments par millimètre cube. Après une injection de 0 gr. 30 de tartro-bismuthate, il en contenait seulement 38, et une troisième ponction lombaire donnait un liquide qui ne renfermait que 7 lymphocytes par millimètre cube, après une dose totale de 1 gr. 70 de tartro-bismuthate injectée en 18 jours. Les autres symptômes disparaissaient concurremment; au bout de 15 jours le malade est considéré comme guéri : il se lève, mange comme à l'habitude, n'a plus de maux de tête.

Chez cinq malades dont la syphilis résistait à tous les traitements (l'un d'eux a reçu en quatre ans plus de 700 injections arsénicales ou mercurielles), les lésions ont disparu après trois ou quatre injections de tartro-bismuthate. Aucun accident n'a reparu chez ces malades depuis trois mois, alors que jusque-là, les manifestations ne cessaient pas de se reproduire.

Les accidents tertiaires de la syphilis sont également influencés d'une façon favorable par le bismuth. Ainsi des gommes ulcérées du genou et du nez se cicatrisent très rapidement; des gommes non ulcérées du tibia ont disparu dès le dixième jour.

En 19 jours des syphilides tertiaires serpigineuses et croûteuses sont complètement cicatrisées avec une dose totale de 1 gr. 30 de tartro-bismuthate.

Dans quelques cas, cependant, les résultats furent moins rapides et les lésions pour aussi nettement améliorées qu'elles soient, ne disparaissent pas complètement. C'est ce qui a été constaté dans un cas de leucoplasie linguale où la lésion notablement atténuée, est encore apparente.

Le traitement des manifestations nerveuses de la syphilis a été entrepris, mais l'expérimentation est encore trop récente pour permettre de conclure. Jusqu'ici dans le tabès, a été notée l'atténuation des douleurs fulgurantes, mais les phénomènes ataxiques pas plus que les réflexes n'ont subi de modification au cours du traitement par le bismuth.

Dans deux cas de paralysie générale la même thérapeutique n'a donné aucun résultat.

Des malades atteints d'aortite syphilitique sont actuellement soumis à des injections de bismuth; les mesures cardiographiques ont été prises, mais le traitement est institué depuis trop peu de temps pour qu'il soit possible de tirer une conclusion à l'heure présente; c'est seulement quand l'examen d'une série de cardiogrammes, pris à intervalles réguliers, pourra être pratiqué, que l'on jugera de l'effet du bismuth, dans les affections syphilitiques de l'aorte.

c) *Action sur la réaction de Bordet-Wassermann.*

Après la première série d'injections bismuthiques la réaction de fixation s'atténue considérablement après avoir, dans quelques cas, présenté une accentuation au cours même du traitement (vers le 15° jour). Depuis le début des essais de traitement de la syphilis par le bismuth, c'est-à-dire depuis cinq mois, 47 malades ont pû être suivis régulièrement, et il a été possible de répéter, chez eux, à plusieurs reprises, la recherche de la réaction de fixation.

24 malades présentaient un accident primaire. Chez 16 d'entre eux la réaction de Bordet-Wassermann était positive, chez 6 elle était partiellement positive, et 2 malades porteurs de chancres syphilitiques datant de moins de 10 jours, avaient une réaction négative. Après le traitement bismuthique appliqué dans les conditions que nous avons exposées plus haut, la réaction de fixation est devenue et est restée négative dans 13 cas ; elle est devenue partiellement positive dans 9 cas dont deux avaient fourni un résultat complètement négatif avant le dernier examen. La réaction qui était négative chez les deux malades atteints de chancres très récents, est demeuré négative dans la suite.

18 malades porteurs de lésions syphilitiques secondaires ont été suivis pendant la même période ; 13 présentaient un Bordet-Wassermann positif, et 5 un Bordet-Wassermann partiellement positif. Au bout de 3 à 5 mois on pouvait enregistrer les résultats suivants :

9 malades ont une réaction négative.

8 malades ont une réaction partiellement positive et un malade, arséno résistant d'ailleurs, a conservé une réaction positive.

Enfin l'observation a pu porter sur 5 malades atteints de syphilis tertiaire. A cette période de la syphilis, il est difficile d'influencer d'une façon favorable, la réaction de Bordet-Wassermann, par les traitements habituels. Avec le bismuth, les résultats ont été cependant très intéressants.

3 malades avaient une réaction de fixation partiellement positive. L'un d'eux a actuellement une réaction presque complètement néga-

tive, chez les deux autres l'intensité de la réaction a diminué d'une façon très nette.

Deux malades présentaient un Bordet-Wassermann positif. Chez l'un le traitement n'a pas changé la réaction ; chez l'autre cette dernière est devenue partiellement positive.

Dans cet exposé nous n'avons retenu que les cas qui ont pû être bien suivis jusqu'à ce jour, depuis au moins trois mois. Le nombre total des malades traités dépasse 200, mais tous n'ont pû être suivis ou le sont depuis trop peu de temps pour que l'on puisse en tenir compte.

Une observation plus prolongée et des examens sérologiques régulièrement répétés sont encore nécessaires, pour porter un jugement définitif sur l'action profonde du bismuth dans la syphilis. Il est néanmoins permis de dire que les premiers résultats sont très satisfaisants.

CHAPITRE IX

ÉVOLUTION DES LÉSIONS APRÈS LE TRAITEMENT PAR LE BISMUTH

Le fait particulièrement intéressant à signaler, c'est que, aucun des malades traités par le bismuth pour un accident primaire, n'a présenté dans la suite, d'accidents secondaires, l'évolution de la syphilis semble enrayée cliniquement.

A l'heure actuelle il n'a pas été donné de constater de récidives parmi les malades traités par le bismuth.

En outre nous devons insister sur les cinq malades atteints de lésions secondaires rebelles aux traitements antisyphilitique employés jusqu'ici, et qui n'ont pas présenté de récidives pendant les trois mois qui ont suivi les injections de tartro-bismuthate ; MM. Fournier et Guénot ont souligné l'importance de ces faits au point de vue de la prophylaxie sociale de la syphilis, où il n'importe pas tant de guérir définitivement les malades que de les rendre incapables de propager la syphilis.

OBSERVATION N° 1

R... René, 24 ans. Salle 9, n° 13.   *Obs. 7111*

5 *juin*. — Chancre syphilitique ulcéreux de la face dorsale de la langue, gros comme une pièce de 1 franc, datant de 3 semaines. — Adénopathia sous-maxillaire, volumineuse, bilatérale. Pas de tréponèmes constatés dans cette lésion. — Ulcération de la gencive bordant les incisives médianes supérieures dans laquelle on trouve des tréponèmes. — Quelques papules au niveau du tronc. B.W. partiellement positif.

6 *juin*. — Poids 62 kgs 800. Injection de 2 cc. de Bi.

8 *juin*. — Injection de 2 cc. de Bi. Le chancre est détergé.

10 *juin*. — Injection de 2 cc. de Bi.

12 *juin*. — Injection de 3 cc. Bi. — Le chancre est indolore, très propre, un peu diminué d'étendue et de profondeur. Apparition d'un liseré gengival.

14 *juin*. — 37°8 depuis 2 jours. Progrès de la cicatrisation du chancre.

15 *juin*. — 38°. Pas de maux de tête. Pas d'albumine.

16 *juin*. — Plus de fièvre. Pas de stomatite. Pas d'albumine. Injection de 1 cc. de Bi.

17 *juin*. — Langue presque cicatrisée.

20 *juin*. — B.W. partiellement positif.

21 *juin*. — Poids 65 kgs 300. Injection de 2 cc. de Bi.

24 *juin*. — Il ne reste qu'un tout petit point non cicatrisé. Pas d'albumine. Injection de 2 cc. de Bi.

29 *juin*. — **Chancre complètement cicatrisé**, avec une légère dépression. Bon état général. Pas d'albumine. Injection de 2 cc. de Bi.

20 *octobre*. — **N'a jamais vu d'accidents secondaires.** On ne voit plus que la place un peu dure du chancre. Pas d'adénite. Pas d'accidents secondaires. **B·W. négatif.**

Le malade a reçu en tout 1 gr. 60 de tartro-bismuthate.

———————

OBSERVATION N° 2

Le B... Paul, 23 ans. Salle 9, n° 8.   *Obs. 7116*

10 *juin* 1921. — Chancre syphilitique typique de la rainure, datant de 8 jours. Grosse adénopathie satellite typique. Incubation inconnue. Pas de tréponèmes à l'ultra, mais le malade a mis du calomel sur son chancre.

12 *juin.* — B.W. positif. Injection de 1 cc. 3/4 de Bi.

13 *juin.* — Tréponèmes constatés à l'ultra. Poids 60 kgs 500.

14 *juin.* — Injection de 2 cc. de Bi. Piqûre un peu douloureuse, rien d'objectif. Pas d'albumine. Chancre détergé, non diminué, mais propre.

15 *juin.* — Pas de tréponèmes.

16 *juin.* — Pas d'albumine. Injection de 3 cc. de Bi. Se trouve fatigué l'après-midi. Pas de fièvre.

17 *juin.* — Petit liseré gengival. A l'ultra on constate des tréponèmes morts dans la lésion.

20 *juin.* — Pas d'albumine. Chancre en voie de cicatrisation. Toujours liseré gengival. Va bien. Pas de tréponème. Poids 58 kgs 700. Injection de 2 cc. de Bi.

23 *juin.* — Liseré gengival sans stomatite. La cicatrisation du chancre progresse. Injection de 2 cc. de Bi.

25 *juin.* — Chancre cicatrisé sauf un point gros comme une lentille. Liseré gengival net. Gencive légèrement œdématiée. Pas d'albumine. Injection de 2 cc. de Bi.

29 *juin.* — Gencives un peu douloureuses et gonflées. Gorge un peu rouge. Chancre complètement cicatrisé avec induration persistante. Les ganglions inguinaux ont diminué. Poids 59 kgs. Injection de 2 cc. de Bi.

30 *juin.* — Gencives un peu plus boursouflées et douloureuses.

1er *juillet.* — Gencives en meilleur état moins douloureuses.

4 *juillet.* — Liseré gengival marqué. Gencive un peu douloureuse. Pas d'albumine. B.W. partiellement positif. Injection de 2 cc. de Bi.

6 *juillet.* — Même liseré. Injection de 2 cc. de Bi.

27 *juillet.* — Les gencives ne sont plus douloureuses. La pigmentation a un peu diminué. Pas d'accidents syphilitiques. Très légère adénite inguinale. B.W. partiellement positif.

27 *septembre.* — Il n'y a plus rien à la place du chancre. Très légère adénite inguinale droite. Bonne santé générale. Pas d'accidents secondaires. Il persiste un petit liseré gengival surtout à la gencive inférieure, mais plus pâle qu'en juillet. Injection de 2 cc. de Bi.

24 *octobre.* — Aucun accident. Léger liseré gengival. B.W. très faiblement positif. Injection de 3 cc. de Bi.

Le malade a reçu en tout 2 gr. 40 de tartro-bismuthate.

OBSERVATION No 3

D... Auguste, 25 ans, Salle 9, no 7.   *Obs. 7214.*

18 *juin* 1921. — Deux chancres de l'anus datant de 10 jours. Tréponèmes à l'ultra adénopathie bi-inguinale et du triangle de Scarpa. Bonne santé générale, bonne dentition. Pas d'albumine. B.W. partiellement positif. Injection de 3 cc. de Bi.

20 *juin.* — 38° hier soir, rien aux gencives. Pas d'albumine. Pas de tréponèmes à l'ultra.

21 *juin.* — Bon état. Le chancre est très légèrement diminué. Injection de 3 cc. de Bi.

25 *juin.* — Rien à la bouche. Pas d'albumine. Le chancre a bien diminué. Injection de 3 cc. de Bi.

29 *juin.* — Début d'un léger liseré gengival au niveau des incisives médianes inférieures. Bon état général. **Le chancre est diminué de moitié,** mais non cicatrisé. Pas d'albumine. Injection de 3 cc. de Bi.

3 *juillet.* — Pas d'albumine. Bon état général. Injection de 3 cc. de Bi.

7 *juillet.* — Léger liseré gengival inférieur. **Chancre cicatrisé.** B.W. non complètement positif. Pas d'albumine. Injection de 3 cc. de Bi.

11 *juillet.* — Bon état. Injection de 2 cc. de Bi.

16 *juillet.* — Bon état. Injection de 1 cc. de Bi.

23 *juillet.* — Plus de stomatite. Injection de 2 cc. de Bi.

29 *juillet.* — Legère stomatite au niveau de la dent de sagesse droite. B.W. partiellement positif.

4 *août.* — Injection de 2 cc. de Bi.

15 *août.* — Injection de 2 cc. de Bi.

23 *août.* — Injection de 2 cc. de Bi.

28 *août.* — Bon état. **B.W. négatif.**

2 *octobre.* — Bon état. B.W. très légèrement positif.

9 *octobre.* — Injection de 2 cc. de Bi.

16 *octobre.* — Injection de 2 cc. de Bi.

23 *octobre.* — A peine un léger liseré gengival. Injection de 2 cc. de Bi.

30 *octobre.* — Bon état général. Bouche en bon état. Aucun accident. B.W. négatif.

Le malade a reçu en tout 3 gr. 40 de tartro-bismuthate.

———————

OBSERVATION No 4

P... Lucien, 20 ans. Salle 9, no 7.   **Obs. 7127.**

25 *juin* 1921. — Chancre syphilitique de la face interne du prépuce, près de la rainure, gros comme une pièce de 50 centimes, avec un petit chancre satellite, typique. Induration moyenne. Début apparent 6 jours. Incubation indéterminée. Tréponèmes constatés à l'ultra. Adénite biinguinale assez accentuée, polyganglionnaire, de sorte que le début doit être plus ancien que le dit le malade. Assez bonne santé générale. Assez bonne dentition. Pas d'albumine dans les urines. Bordet-Wassermann partiellement positif. Injection 2 cc. de tartro-bismuthate.

26 *juin*. — Douleur dans la fosse iliaque droite. Le malade est passé en chirurgie, en observation pour crise appendiculaire.

29 *juin*. — Revient de chirurgie, plus de fièvre, plus de douleur. Le chancre est détergé, non diminué. Absence de tréponème à l'ultra. Pas d'albumine. Injection de 2 cc. de Bi.

1er *juillet*. — Le malade est bien, aucun malaise. Pas de diminution notable du chancre. Pas d'albumine. Injection de 2 cc. de Bi.

4 *juillet*. — Tout petit liseré gengival. Le chancre commence à diminuer, le satellite est cicatrisé. Pas d'albumine. Injection de 3 cc. de Bi.

7 *juillet*. — Chancre à moitié cicatrisé. Un peu de douleur aux fesses aux points d'injection. Pas d'albumine. Injection de 3 cc. de Bi.

10 *juillet*. — **Chancre presque complètement cicatrisé.** Il existe toujours de l'adénite droite et gauche. Pas de stomatite. Pas d'albumine. B.W. partiellement positif. Injection de 3 cc. de Bi.

15 *juillet*. — Gengivite antérieure supérieure et inférieure depuis 2 jours.

25 *juillet*. — Le malade va bien. Un peu de liseré gengival sans stomatite. Toujours un peu d'adénite surtout à droite. Pas d'albumine. Injection de 2 cc. de Bi.

31 *juillet*. — Même liseré gengival. Encore un peu d'adénite droite. B.W. partiellement positif. Injection de 2 cc. de Bi.

7 *août*. — Injection de 2 cc. de Bi.

14 *août*. — Injection de 2 cc. de Bi.

28 *août*. — Injection de 2 cc. de Bi. **B.W. négatif.**

20 *octobre*. — Depuis deux jours ulcérations préputiales herpétiformes, rien d'autre. Toujours un petit liseré gengival. B.W. négatif. Injection de 2 cc. de Bi.

Le malade a reçu en tout 2 gr. 70 de tartro-bismuthate.

OBSERVATION N° 5

Z... Sigismond, 27 ans. Salle 9, n° 2.　　　*Obs. 7123.*

18 *juin* 1921. — Chancre il y a une dizaine de mois. A reçu alors 3 piqûres intraveineuses de 606, à dose inconnue. N'a subi aucun traitement depuis. Actuellement, **plaque chancriforme du scrotum**, de la dimension d'une pièce de 50 centimes, à peine indurée à la base. Pas d'adénite. Fissure médiane de la lèvre supérieure. Céphalée. Mauvaise dentition. Pas de tréponèmes à l'ultra, pourtant la lésion est bien syphiloïde. Pas d'albumine. B.W. faiblement positif. Injection de 1 cc. de Bi.

20 *juin*. — Début de cicatrisation de la plaque. Très léger liseré gengival. Pas d'albumine. Injection de 2 cc. de Bi.

25 *juin*. — Le liseré n'a pas augmenté. La plaque se cicatrise, on n'y trouve pas de tréponèmes. Injection de 2 cc. de Bi.

26 *juin*. — Presque pas de liseré gengival. La plaque est presque cicatrisée. Pas d'albumine. Injection de 1 cc. de Bi

28 *juin*. — Bon état général. Très léger liseré qui a fort peu augmenté. **La plaque scrotale est complètement cicatrisée.** Pas d'albumine. Injection de 2 cc. de Bi.

1er *juillet*. — Même liseré gengival. Injection de 2 cc. de Bi.

6 *juillet*. — **B.W. négatif.** Injection de 2 cc. de Bi.

9 *juillet*. — Injection de 2 cc. de Bi.

23 *septembre*. — Va bien.

Le malade a reçu en tout 1 gr. 40 de tartro-bismuthate.

OBSERVATION N° 6

E... Maxime, 30 ans.   *Obs.* 7137.

2 juillet 1921. — A consulté il y a 2 mois pour une lésion de la rainure diagnostiquée herpès. Guérison spontanée en 15 jours (il persiste une petite induration dans la rainure). Il y a 15 jours, le malade a remarqué des rougeurs du pied dont il ne se préoccupe pas. Pas d'accidents cutanés nets. Peut être quelques taches erythémateuses de la région lombaire. Plaques opalines sans ulcération des piliers et du voile du palais. Papules des 2 pommes de la main ; cette syphilis palmaire est assez discrète, de même qu'une syphilis plantaire droite. Cependant la syphilis palmaire gauche bien que simplement maculeuse est plus accentuée. Les éléments remontent sur le 1/3 inférieur de la jambe. Céphalée depuis une quinzaine, surtout à la fin de la nuit. Bonne santé générale. Bonne dentition. Pas d'albumine, B.W. positif. Injection de 4 cc. de Bi.

juillet. — Piqûre bien supportée. Pas d'albumine, rien à la bouche. Les papules n'ont pas bougé. Moins de céphalée. Injection de 4 cc. de Bi.

8 juillet. — Bon état général. Un peu de stomatite au niveau de la commissure droite. Pas d'albumine. Encore un peu de céphalée. Les papules des mains sont très atténuées, celles des pieds le sont un peu moins.

10 juillet. — Beaucoup moins de céphalée. Les papules ont bien diminué. Encore un peu de stomatite.

12 juillet. — Presque plus de céphalée. On ne voit presque plus la syphilis palmaire. La syphilis plantaire, quoique très atténuée, se voit encore. La stomatite est à peu près disparue. Pas d'albumine. Injection de 2 cc. de Bi.

15 juillet. — **Plus de céphalée.** Pas de nouvelle poussée de stomatite, mais toujours une certaine tendance **La syphilis palmaire a disparu.** La syphilis plantaire est encore un peu visible. Injection de 2 cc. de Bi.

18 juillet. — La syphilis plantaire se voit encore un peu. Gencives encore un peu enflammées. Pas d'albumine. Injection de 2 cc. de Bi.

21 juillet. — Taches jaunes légères, persistantes sur le pied gauche. Rien à la main. Toujours un peu de gonflement de la gencive. Pas d'albumine. Injection de 2 cc. de Bi

25 juillet. — Quelques douleurs dans les jambes. Toujours un peu de stomatite au niveau de la dent de sagesse. Pas d'albumine. Injection de 2 cc. de Bi.

28 juillet. — Bon état général. B.W. positif. Injection de 2 cc. de Bi.

4 août. — Injection de 2 cc. de Bi.

12 août. — Injection de 2 cc. de Bi.

18 août. — Un peu de mal aux dents, pas de nouvelle poussée de stomatite.

23 *août*. — Un peu de gonflement de la gencive au niveau de la dent de sagesse. Injection de 2 cc. de Bi.

30 *août*. — Bon état général. La gengivite va mieux depuis que le malade ne fait plus soigner ses dents. B.W. négatif. Injection de 2 cc. de Bi.

22 *septembre*. — B.W. très faiblement positif.

4 *octobre*. — Injection de 2 cc. de Bi.

13 *octobre*. — Injection de 2 cc. de Bi.

21 *octobre*. — Injection de 2 cc. de Bi. B.W. très faiblement positif.

30 *octobre*. — Injection de 3 cc. de Bi. Très léger liseré gengival.

6 *novembre*. — Injection de 3 cc. de Bi.

Le malade a reçu 4 gr. de tartro-bismuthate.

OBSERTATION N° 7

L... Victor, 27 ans. Salle 7, n 12.   **Obs. 7151.**

19 *juillet* 1921. — A eu la syphilis il y a trois mois. Pas de traitement, Actuellement : Phimosis avec chancre sous préputial fissures secondaires du limbe. Plaques sèches, rondes presque confluentes du fourreau. Syphilides secondaires psoriasiformes à papules rouges légèrement squameuses, peu saillantes de 3 à 12 mm. de diamètre, disséminées sur tout le corps, plus abondantes aux membres. En a également sur le front. Gorge rouge. Une plaque muqueuse labiale. Gengivite antérieure au traitement. Bon état général. Ichtyose congénitale. Pas d'albumine. **B.W. positif.** Injection de 2 cc. de Bi.

21 *juillet*. — Le phimosis et les plaques labiales existent toujours, mais les papules cutanées sont moins rouges. Pas d'albumine. Injection de 3 cc. de Bi.

25 *juillet*. — Phimosis moins serré. Grosse atténuation de tous les éléments. 38° le 24, 37°6 le 25. Pas d'albumine.

26 *juillet*. Plus de fièvre. Douleur au niveau de la dernière piqûre. Retrocession remarquable des lésions qui sont à peu près à plat. Encore du phimosis, mais presque plus d'œdème. Pas d'albumine. Injection de 2 cc. de Bi.

28 *juillet*. ·· Amélioration nette. Pas d'albumine. Injection de 2 cc. de Bi.

31 *juillet*. — Bon état général. Lésions très atténuées, mais gengivite et un peu de stomatite à droite. Pas d'albumine.

2 *août*. — Gencive incomplètement guérie, mais presque. Injection de 2 cc. de Bi.

4 *août*. — Pas de nouvelles poussées de gengivite. **Simples macules résiduelles des accidents.** Injection de 2 cc. de Bi.

6 *août*. — Injection de 2 cc. de Bi.

9 *août*. — Gengivite.

14 *août*. — Gengivite.

18 *août*. — Gengivite améliorée. Injection de 2 cc. de Bi.

30 *août*. — Macules légères au niveau des anciens accidents. Pas d'autres accidents. B.W. positif. Injection de 2 cc. de Bi.

13 *septembre*. — Bon état. Les taches résiduelles s'atténuent beaucoup et ne se voient presque plus. Injection de 2 cc. de Bi.

18 *siptembre*. — Injection de 2 cc. de Bi.

30 *octobre*. — Bon état général. Les macules résiduelles ont presque complétement disparues. Un peu d'œdème à la muqueuse préputiale. **B.W. partiellement positif.**

Le malade a reçu en tout 2 gr. 40 de tartro-bismuthate.

———————

OBSERVATION N° 8

L... Fernand, 36 ans. Salle 3, lit 8.   *Obs. 7162.*

27 *juillet* 1921. — Chancre syphilitique sous préputiale datant de 60 jours.
Phimosis intense. Plaques muqueuses énormes du fourreau, du scrotum, de
l'anus, de la langue, des lèvres, des joues et de la narine. Roséole thoracique
peu marquée. A la face, prédominance très nette où elle est erythémateuse.
Syphilide papuleuse intense, généralisée à la face, au cou, aux avant-bras, à
la pomme de la main et à la plante des pieds. Adénopathie biinguinale
marquée. Langue saburrale. Rate et foie perceptibles. Paludisme ancien.
Ethylique. Mauvaise dentition. B.W. positif. Poids 68 kgs. Injection de
0 gr. 30 de quiniobismuth.

29 *juillet*. — Les plaques muqueuses sèchent. Quinio 0,30.

1er *août*. — La plaque du fourreau est totalement cicatrisée. Quinio 0,30.

3 *août*. — Les plaques buccales sont guéries ; au scrotum également. La roséole
a disparu. L'état général est meilleur. Quinio 0,30.

5 *août*. — Bon état général. Poids 69 kgs 500. Quinio 0,30.

8 *août*. — Quinio 0,20.

10 *août*. — Le malade décalotte. Quinio 0,20.

12 *août*. — Pas d'albumine. Quinio 0,20.

14 *août*. — Quinio 0,20.

16 *août*. — Pas d'albumine. Quinio 0,20.

18 *août*. — Quinio 0,20.

22 *août*. — B.W. positif dans le sang et le liquide céphalo-rachidien. Quinio 0,20.

24 *août*. — Il n'existe plus aucune lésion. Quinio 0,20.

28 *août*. — Pas d'albumine. Rien aux dents. Quinio 0,20.

1er *septembre*. — Quinio 0,20.

8 *septembre*. — Quinio 0,20.

15 *septembre*. — Quinio 0,20.

25 *septembre*. — Quinio 0,20.

9 *octobre*. — Quinio 0,30.

13 *octobre*.. — Pas d'albumine. Quinio 0,30.

16 *octobre*. — B.W. incomplètement positif. Quinio 0,30.

27 *octobre*. — Pas d'albumine. Quinio 0,30.

30 *octobre*. — Quinio 0,30.

3 *novembre*. — Rien aux dents. Quinio 0,30.

6 *novembre*. — B.W. partiellement positif. Quinio 0,30.

Le malade a reçu en tout 6 gr. 20 de quiniobismuth.

OBSERVATION N° 9

J..., 54 ans, Salle 7, n° 5.

Syphilis remontant à deux ans. A été soigné par le 914, a eu un érythème arsénical intense.

Le 22 septembre 1921 a eu une céphalée intense qui oblige le malade à se coucher. Vomissement dans la nuit. Le lendemain matin il éprouve une raideur de tout le corps et ne peut se lever. La céphalie persiste. Le malade entre dans le service le 26 septembre.

A l'examen le malade est calme, conserve les yeux clos, semblant craindre la lumière. Répond avec lucidité aux questions posées. La céphalée est continue surtout intense dans la région frontale, empêche le malade de dormir la nuit. Raideur de la nuque rendant douloureux tous les mouvements de la tête. Le malade est dans l'impossibilité de s'asseoir dans son lit. Signe de Kernig positif. Le ventre souple n'est ni rétracté, ni ballonné. Le malade s'est purgé chez lui. Depuis son entrée il est allé régulièrement à la selle. Pas de nausées, ni de vomissements. Pas de convulsions, ni de paralysie. Pas de troubles de la sensibilité. Réflexes normaux. Pas de signes de Babinski.

Le malade porte un œil artificiel du côté droit. A gauche la pupille réagit bien à la lumière, mais au début les mouvements de l'œil pour regarder de côté étaient douloureux. Sensibilité nette aux points d'émergence du trijumeau. Pas de troubles intellectuels. Raie méningite nette. Pas de troubles de la miction. Urines claires, assez abondantes, elles contiennent des traces d'albumine. Rien à l'examen des autres appareils. Tension 21-11.

27 septembre. — Ponction lombaire, légère hypertension. **Liquide jaune clair, renfermant 400 éléments par mm³.** Injection de 3 cc. de Bi.

28 septembre. — Légère amélioration de l'état général. Atténuation de la céphalée, la raideur est légèrement diminuée. Traces d'albumine.

30 septembre. — L'amélioration persiste. Ponction lombaire. **Liquide non hypertendu, jaune contenant 38 éléments par mm³.** Injection 3 cc. de Bi.

1er octobre. — Grosse amélioration. L'hyperesthésie et la céphalée ont à peu près complètement disparu. Il persiste un peu de raideur. Le malade se lève et peut marcher.

2 octobre. — Injection de 3 cc. de Bi.

3 octobre. — Ponction lombaire. **Liquide clair, contenant 12 éléments par mm³,** renfermant du bismuth.

5 octobre. — Très bon état. Légère poussée fébrile. Injection de 3 cc. de Bi.

7 octobre. — Légère stomatite. Injection de 3 cc. de Bi.

14 octobre. — Injection de 2 cc. de Bi.

17 octobre. — Ponction lombaire, liquide clair, non hypertendu renfermant 7 éléments par mm³.

20 octobre. — Injection de 3 cc. de Bi.

23 octobre. — Ulcération gengivale au niveau de la molaire supérieure gauche.

2 novembre. — Injection de 2 cc. de Bi.

4 novembre. — Injection de 2 cc. de Bi.

7 novembre. — Injection de 2 cc. de Bi.

9 novembre. — Injection de 2 cc. de Bi.

Le malade a reçu 2 gr. 80 de tartro-bismuthate et sort guéri.

OBSERVATION N° 10

F... Auguste, 41 ans. Salle 7, n° 3.   *Obs. 7145.*

12 *juillet* 1921. — Le malade a eu un chancre syphilitique en 1914, mais ne s'est pas soigné. Ne s'est jamais aperçu d'accidents entre le chancre et les accidents actuels qui datent de un an et demi ; ne s'est pas soigné depuis le début des accidents actuels. Assez bonne santé générale. On constate un vaste placard de syphilides tuberculo-ulcéro-papulo crouteuses ou squameuses occupant toute la région scapulaire droite, tournant sur le creux axillaire, pour faire une pointe à la partie externe du thorax. Élément isolé entouré de toutes petites papules sur la partie gauche du thorax. Rien ailleurs. Très mauvaise dentition. Gengivite antérieure au traitement. Pas d'albumine. B.W. positif. Injection de 2 cc. de Bi iodé.

15 *juillet.* — Pas de réaction locale ou générale. Pas d'albumine. Pas de modification. Injection de 2 cc. de Bi iodé.

18 *juillet.* — Pas de poussée de stomatite malgré la mauvaise dentition. Les lésions sont améliorées. Elles sont plus sèches, moins rouges, les croûtes se détachent, les lésions qui gênaient le malade ne le gênent plus. Injection de 2 cc. de Bi iodé.

21 *juillet.* — L'amélioration continue. Il n'y a plus de points suppurants et les autres sont aux 3/4 tombés. Pas d'albumine. Injection de 2 cc. de Bi iodé.

24 *juillet.* — **Lésions complètement cicatrisées.** Plus de croûtes, plus d'ulcérations. La peau du centre des lésions devient normale. Injection de 3 cc. de Bi iodé.

27 *juillet.* — Le malade va très bien. Les lésions jaunissent. Les dents sont dans le même état. Pas d'albumine. Injection de 3 cc. de Bi iodé.

31 *juillet.* — Assez forte stomatite (gencive, bord gauche de la langue, joue gauche) survenue deux jours après la précédente piqûre.

2 *août.* — Stomatite à peu près cicatrisée.

4 *août.* — Stomatite guérie. Il persiste un peu de pigmentation. Les lésions syphilitiques pâlissent. Pas d'albumine. Injection de 2 cc. de Bi iodé.

8 *août.* — Injection de 2 cc. de Bi iodé.

12 *août.* — Injection de 2 cc. de Bi iodé.

16 *août.* — Le malade va bien. Toujours gengivite et liseré, mais la gengivite est plus accentuée qu'avant le traitement. B.W. partiellement positif.

23 *septembre.* — Le malade va bien.

Le malade a reçu 2 gr. de bismuth iodé.

OBSERVATION N° 11

C... Pierre, 54 ans. Salle 7, n° 4.   ***Obs. 7158.***

Le malade a eu la syphilis il y a 10 ans ; a eu un chancre et n'a pas constaté d'autres accidents. Ne s'est pas soigné, a simplement guéri son chancre.

24 *juillet* 1921. La langue est lisse avec des trainées leucoplasiques de la face dorsale, qui présente en outre deux petites ulcérations suspectes. Le malade n'a jamais été gros fumeur et d'ailleurs ne fume plus depuis huit ans. Un peu de gengivite antérieure au traitement. Bonne santé. Pas d'albumine. B.W. partiellement positif. Injection de 2 cc. de Bi.

25 *juillet.* — La piqûre a été bien supportée. Pas de modification des lésions. Pas d'albumine. Injection de 2 cc. de Bi iodé.

28 *juillet.* — Les trainées de la langue sont plus souples. Pas de modifications objectives sur la leucoplasie, mais la plus petite des ulcérations est cicatrisée. Pas d'albumine. Injection de 2 cc. 5 de Bi iodé.

31 *juillet.* — Même état, peut être un peu moins de blanc sur la langue, mais il existe toujours une petite ulcération. Injection de 3 cc. de Bi iodé.

4 *août.* — Un peu moins de leucoplasie, mais la petite ulcération de la pointe de la langue ne manifeste aucune tendance à se cicatriser. Pas d'albumine. Injection de 3 cc. de Bi iodé.

16 *août.* — La petite ulcération de la langue ne se cicatrise pas, on passe le malade en chirurgie où on lui enlève le coin de la langue.

23 *août.* — Le malade va bien. La langue est cicatrisée, la leucoplasie est diminuée.

11 *septembre.* — La langue va beaucoup mieux ; elle est bien moins blanche. Injection de 2 cc. de Bi iodé.

15 *septembre.* — Injection de 2 cc. de Bi iodé.

18 *septembre.* — Liseré gengival sans stomatite. Injection de 2 cc. de Bi iodé.

25 *septembre.* — Meilleur état général. Toujours un liseré gengival. Injection de 2 cc. de Bi iodé.

2 *octobre.* — Même état. Injection de 2 cc. de Bi iodé.

9 *octobre.* — Injection de 2 cc. de Bi iodé.

16 *octobre.* — La leucoplasie semble avoir un peu diminué. Injection de 2 cc. de Bi iodé.

23 *octobre.* — Liseré gengival accentué, sans stomatite. La leucoplasie diminue. Injection de 2 cc. de Bi iodé.

30 *octobre.* — Même état. Injection de 2 cc. de Bi iodé. B.W. non complètement négatif.

6 *novembre.* — Même état. Injection de 2 cc. de Bi iodé.

13 *novembre.* — Même état. Injection de 2 cc. de Bi iodé.

Le malade a reçu 3 gr. 25 de bismuth iodé. Il est considérablement amélioré, mais n'est pas complètement guéri.

OBSERVATION N° 12

V... Pierre, 26 ans. Salle 8, lit 18.   *Obs. 7087.*

Chancre syphilitique induré du sillon, remontant à un mois. Adénopathie inguinale double. Albuminurie nette. Pas de néphrite antérieure. Pas de scarlatine.

27 *avril* 1921. — **B.W.** positif. Reçoit jusqu'au 6 juin 4 gr. 50 de 914. N'a plus d'albumine. A partir du 6 juin, le malade qui a quitté le service prend des pilules mercurielles.

30 *juin*. — Plaques muqueuses des amygdales et du voile, opalines. Plaque muqueuse de la rainure. Tréponèmes dans la plaque de la rainure. Pas d'albumine. Injection de 2 cc. de Bi.

4 *juillet*. — La plaque de la rainure va mieux mais contient encore des tréponèmes. Pas d'albumine. Injection de 3 cc. de Bi.

7 *juillet*. — Plaques balano-préputiales cicatrisées, encore un peu d'infiltration de la rainure. Encore un peu d'opalescence des amygdales, mais beaucoup moins. Rien au voile du palais. Pas d'albumine. Injection de 4 cc. de Bi.

12 *juillet*. — **Les plaques sont cicatrisées**, pourtant l'amygdale gauche est encore suspecte. A souffert de la fesse. Injection de 3 cc. de Bi.

18 *juillet*. — Pas d'accidents syphilitiques. A eu un peu d'angine simple. Injection de 3 cc. de Bi.

22 *juillet*. — Bon état général. Très léger liseré gengival. Injection de 3 cc. de Bi.

26 *juillet*. — Injection de 3 cc. de Bi. B.W. très légèrement positif.

2 *août*. — Bon état général. Injection de 2 cc. de Bi.

9 *août*. — Injection de 2 cc. de Bi.

1er *septembre*. — Légère stomatite au niveau de la dent de sagesse.

7 *septembre*. — Très légère stomatite. B.W. négatif.

10 *octobre*. — Dents en bon état. Bon état général. **B.W. négatif.**

Le malade a reçu 2 gr. 50 de tartro-bismuthate, n'a plus d'accidents syphilitiques, alors que l'arsenic n'avait pas donné de résultats.

OBSERVATION N° 13

L... Charles.   *Obs. A 379.*

9 *juillet* 1921. — Chancre syphilitique en 1919. A été soigné très régulièrement par le 914 et le cyanure de mercure. Malgré le traitement, continue à avoir des accidents spécifiques. N'est jamais resté plus de 15 jours sans voir des accidents. Actuellement plaques muqueuses de la langue ; il vient de terminer une série de 914. B.W. partiellement positif. Injection de 2 cc. de Bi.

11 *juillet*. — Les plaques sont augmentées. Injection de 4 cc. de Bi.

14 *juillet*. — **Les plaques sont presque cicatrisées.** Injection de 4 cc. de Bi.

19 *juillet*. — Le malade va bien. Injection de 4 cc. de Bi.

22 *juillet*. — Léger liseré gengival. Injection de 4 cc. de Bi.

27 *juillet*. — Toujours un léger liseré gengival. Injection de 3 cc. de Bi.

2 *août*. — Va bien. Injection de 2 cc. de Bi.

9 *août*. — Injection de 2 cc. de Bi.

30 *août*. — Va bien. Aucun accident.

5 *septembre*. — B.W. partiellement positif.

8 *septembre*. — N'est jamais resté aussi longtemps sans accidents. Injection de de 2 cc. de Bi.

12 *septembre*. — 3 cc. de Bi.

16 *septembre*. — 3 cc. de Bi.

21 *septembre*. — 3 cc. de Bi.

30 *septembre*. — 3 cc. de Bi.

7 *octobre*. — Légère douleur de la lanque, rien d'objectif. B.W. très légèrement positif. Injection 3 cc. de Bi.

13 *octobre*. — 3 cc. de Bi.

18 *octobre*. — 3 cc. de Bi.

23 *octobre*. — 3 cc. de Bi.

1er *novembre*. — Bon état général. N'a aucun accident. B.W. légèrement positif. Injection de 3 cc. de Bi.

7 *novembre*. — 3 cc. de Bi.

14 *novembre*. — 3 cc. de Bi.

Depuis le traitement bismuthique, le malade n'a présenté aucun accident syphilitique, alors qu'avec le 914 il ne restait pas plus de 15 jours sans voir apparaître une lésion.

Le malade a reçu en tout 6 gr. de tartro-bismuthate.

CONCLUSIONS

I. — Les composés de bismuth ont une action thérapeutique des plus énergiques sur les accidents syphilitiques, primaires, secondaires et tertiaires.

II. — Les tréponèmes disparaissent très rapidement des lésions contagieuses de la syphilis, fait capital au point de vue de la prophylaxie de cette maladie.

III. — La réaction de Bordet-Wassermann est très favorablement influencée par les injections de bismuth, devenant négative dans de nombreux cas.

IV. — Aucun des malades traités pour un accident primaire n'a présenté, dans la suite, d'accidents secondaires.

V. — L'action thérapeutique des composés de bismuth est obtenue avec des doses nettement inférieures aux doses toxiques.

VI. — L'élimination du bismuth est très active se produisant par tous les émonctoires.

VII. — L'élimination du bismuth est prolongée, ce qui permet d'imprégner l'organisme pendant un temps assez long.

VIII. — L'emploi des composés bismuthiques ne détermine pas d'accidents d'intoxication notable.

IX. La stomatite bismuthique se produit assez fréquemment, mais ne présente aucun caractère de gravité. Elle peut être prévue et guérie rapidemment par un traitement approprié.

X. — Le temps écoulé, depuis l'application du nouveau traitement est trop court pour que l'on puisse affirmer quoique ce soit de précis au sujet de la guérison radicale de la syphilis par le bismuth (stérilisation). Les résultats obtenus permettent tous les espoirs et montrent nettement que les belles recherches de MM. Sazerac et Levaditi viennent de fournir une arme thérapeutique nouvelle, peut-être la plus puissante, contre le fléau syphilitique.

BIBLIOGRAPHIE

AUBRY.

Recherche du Bismuth.
Société de Pharmacie, séance du 9 novembre 1921.

BALZER.

Expériences sur la toxicité du Bismuth.
C. R. Société de Biologie, 27 juillet 1889, p. 537.

BAUDRAN.

Etude sur les émétiques.
Thèse de Pharmacie, Paris 1900.

CHASSEVANT.

a) Article Bismuth.
Dictionnaire de physiologie. de Ch. Richet, tome II, p. 218.

b) Bulletin Médical, 13 juillet 1910.

DALCHÉ et VILLEJEAN.

a) Recherches expérimentales sur la toxicité du Bismuth.
Arch. gén. de Médecine, août 1887.

b) Nouvelles recherches expérimentales sur la toxicité du Bismuth
(L'empoisonnement chronique).
Bulletin génér. de Thérap., t. 115, p. 404.

L. FOURNIER et GUÉNOT.

a) Traitement de la syphilis par le Bismuth.
C. R. Académie des Sciences, t. 173, p. 674, 17 octobre 1921.

b) C. R. Société de Dermatologie, séance du 10 novembre 1921.

GAUCHER et BAILLI.

Sur l'intoxication par le sous-nitrate de bismuth employé dans le pansement des plaies.
Journal de Pharmacie et Chimie (6), t. III, p. 200.

GÉRARD et DAUMIC.

Sur la possibilité d'une intoxication lente après ingestion de sous-nitrate de bismuth dans certains états pathologiques.
C. R. Société de Biologie, 8 mai 1897.

KOBERT.

Lehrbuch der Intoxikationen.
T. II, p. 382.

LÉGER.

Sur une réaction caractéristique du bismuth.
Journal de Pharmacie et de Chimie, 1888, II partie, p. 529.

LUCHSINGER, MARTI et MORY.

Effets physiologiques de quelques poisons métalliques.
Corresp. Blatt f. Schw-Aerzte, n° 17, 1883, p. 422.

MANQUAT.

Traité élémentaire de Thérapeutique.
7ᵉ édit. T. II, p. 172.

SAUTON.

Action comparée du bismuth et de quelques antiseptiques sur le bacille tuberculeux.
C. R. Soc. de Biologie, 17 janvier 1914.

SANTON et ROBERT.

Annales de l'Institut Pasteur, t. 30, 1916, p. 261.

SAZERAC et LEVADITI.

a) Action du bismuth sur la syphilis et sur la trypanosomiase du Nogana.
C. R. Ac. des Sciences, t. 172, p. 1391, 30 mai 1921.

b) Traitement de la syphilis par le bismuth.
C. R. Ac. des Sciences, t. 173, p. 338, 1ᵉʳ août 1921.

STEINFELD et MEYER.

Untersuchungen über die toxischen und therapeutischen Wirkungen des Wismuths.
Archiv f. experiment. Patho. and Pharmaco, 1886, t. 20, p. 40.

Imprimerie J. Vandeperre, 90, rue Rochechouart, Paris.